Julia Pancotte

Osteoartikuläre Erkrankungen

Julia Pancotte

Osteoartikuläre Erkrankungen

Schwerpunkte in der Physiotherapie

ScienciaScripts

Imprint

Any brand names and product names mentioned in this book are subject to trademark, brand or patent protection and are trademarks or registered trademarks of their respective holders. The use of brand names, product names, common names, trade names, product descriptions etc. even without a particular marking in this work is in no way to be construed to mean that such names may be regarded as unrestricted in respect of trademark and brand protection legislation and could thus be used by anyone.

Cover image: www.ingimage.com

This book is a translation from the original published under ISBN 978-620-2-19306-1.

Publisher:
Sciencia Scripts
is a trademark of
Dodo Books Indian Ocean Ltd. and OmniScriptum S.R.L publishing group

120 High Road, East Finchley, London, N2 9ED, United Kingdom
Str. Armeneasca 28/1, office 1, Chisinau MD-2012, Republic of Moldova, Europe
Printed at: see last page
ISBN: 978-620-7-26909-9

Index

Ich widme es den Menschen, die ich liebe, die mich bei all meinen Plänen immer begleitet haben und die mir bei jeder Entscheidung, die ich getroffen habe, vertraut haben: meinem Vater José Paulo, meiner Mutter Jacinta und meinem Bruder Jonas.

Meinem Großvater Valdemar (*in memoriam*), für seine ewige Geistesgegenwart.

Mein tief empfundener Dank gilt meinen Betreuern Prof.ª Dr.ª Marlene Doring, Prof.ª Dr.ª Lia Mara Wibelinger, Frau Daniela Bertol Graeff und Dr.ª Ana Luisa Sant'Anna Alves.

Vorwort

Die Alterung ist durch morphologische und funktionelle Veränderungen gekennzeichnet, die die meisten Organe betreffen. Wenn sie auf natürliche Weise erfolgt, nimmt die Funktionsreserve des Einzelnen allmählich ab und wird als physiologisch betrachtet (Seneszenz); wenn sie in Verbindung mit Krankheit oder Behinderung auftritt, ist sie pathologisch (Senilität) (MORAES, 2008; BRASIL, 2007).

Dieser Prozess hat in den letzten Jahrzehnten in der Bevölkerung immer mehr zugenommen und ist mit einer Zunahme chronischer degenerativer Erkrankungen verbunden. Zu diesen Erkrankungen gehören Gelenkerkrankungen; die häufigsten bei älteren Menschen sind Osteoporose, Osteoarthritis und rheumatoide Arthritis (SILVA; MONTANDON; CABRAL, 2008); sie gelten als Ursache für eine hohe Prävalenz chronischer Schmerzen (ANDRADE; PEREIRA, SOUSA, 2006) und Beeinträchtigungen der Funktionalität, der Muskelkraft, des Gleichgewichts, der motorischen Koordination und der Aktivitäten des täglichen Lebens, die Schmerzen und Steifheit verursachen und die Lebensqualität der Betroffenen beeinträchtigen (MONTENEGRO; SILVA, 2007; SILVA; MONTANDON; CABRAL, 2008). Diese Veränderungen führen dazu, dass ein großer Teil der älteren Menschen häufiger stürzt (ALVARES; LIMA; SILVA, 2010), und erhöhen die Kosten für die Gesundheitssysteme und die Familien, entweder durch Behandlungskosten oder durch den Bedarf an Pflegepersonal.

Osteoartikuläre Erkrankungen erfordern grundsätzlich eine physiotherapeutische Behandlung, um das Gleichgewicht zu erhalten oder zu verbessern, Stürzen vorzubeugen, die Muskelkraft, die Funktionalität, die Propriozeption, den Bewegungsumfang und das Gangbild zu erhalten oder zu verbessern, Schmerzen - falls vorhanden - zu lindern und die Lebensqualität zu erhalten. Zu diesem Zweck können Techniken der Hydrokinesiotherapie, Elektrotherapie, Kryotherapie, Thermotherapie und vor allem der Kinesiotherapie eingesetzt werden (WIBELINGER, 2009; WIBELINGER; BATISTA, 2015; WIBELINGER, 2015).

3

Dieses Buch besteht aus fünf Kapiteln. Das erste Kapitel führt in die Vorgeschichte der Gelenkerkrankungen ein, das zweite Kapitel befasst sich mit den einzelnen Erkrankungen, ihren Auswirkungen und physiotherapeutischen Behandlungen sowie mit der Anpassung der Griffkraft, der Muskulatur, der funktionellen Kapazität und des Gleichgewichts im Alter. Im dritten Kapitel wird die erste wissenschaftliche Arbeit vorgestellt, in der die Prävalenz der Arthrose und das Vorhandensein ihrer Risikofaktoren untersucht wurde, und im vierten Kapitel wird eine klinische Studie vorgestellt, die mit Patienten mit Arthrose-Erkrankungen durchgeführt wurde und ausschließlich in diesem Buch veröffentlicht wird. Die abschließenden Überlegungen zu dieser Arbeit werden im fünften und letzten Kapitel vorgestellt.

Alterung und osteoartikuläre Erkrankungen

Der Alterungsprozess verursacht morphologische und physiologische Veränderungen im Körper, die die Anfälligkeit und Verletzlichkeit für Krankheiten erhöhen, die, wenn sie lange andauern und im Allgemeinen langsam fortschreiten, als chronische nicht übertragbare Krankheiten (CNCDs) bekannt sind und die Funktionalität und Lebensqualität älterer Menschen beeinträchtigen können (VIVAN; ARGIMOM, 2009; GOTTLIEB et al., 2011; LEITE et al., 2012; WHO, 2015). Osteoarthritis, rheumatoide Arthritis und Osteoporose sind häufig und weit verbreitet (SEBASTIÂO et al., 2008).

Aufgrund der osteoartikulären Beteiligung führen diese Krankheiten zusammen mit den körperlichen Veränderungen, die mit dem Altern einhergehen, zu einem noch anfälligeren Zustand des Einzelnen (FINATO et al., 2014).

Osteoarthritis (OA) ist eine degenerative und fortschreitende Erkrankung mit rheumatischen Merkmalen, die bei Personen über 65 Jahren (SOUZA; LAAT, 2011) und bei Frauen (COELHO, 2011) weit verbreitet ist. In der Altersgruppe der über 75-Jährigen tritt sie bei 85 % der Personen auf (REJAILI et al., 2005).

Das Ungleichgewicht zwischen Wasser und der Proteinmatrix des Gelenks oder Knorpels, das bei OA auftritt, führt dazu, dass die Zerstörung Vorrang vor der Reparatur hat. Diese Krankheit tritt häufig bei älteren Menschen auf, was auf die Dehydrierung und den altersbedingten Verlust von Proteinen zurückzuführen ist. Klinisch zeigt sie Merkmale wie Schmerzen, Steifheit, Entzündungen, Ödeme, Verlust der Beweglichkeit, Muskelschwund und -schwäche, Deformierungen, Funktionsstörungen und Gelenkinstabilität (SKARE, 1999; GOLDING, 1999; KAUFFMAN, 2001). Im Allgemeinen betrifft sie Gelenke, die größeren Überbelastungen ausgesetzt sind (SOUZA; LAAT, 2011). Osteoarthritis kann nach dem betroffenen Gelenk klassifiziert werden: Anzahl, Ort und spezifische klinische oder radiologische Aspekte (FELICE et al., 2002); nach der Ätiologie: primär oder idiopathisch - ohne definierte Vorgeschichte, und sekundär - bekannte oder bestimmte Faktoren (ALTMAN et al., 1986). Die Diagnose wird anhand der

Anamnese, der körperlichen Untersuchung und der radiologischen Befunde gestellt (SANTOS; BERSANI; MORAES, 2013).

Andererseits ist die rheumatoide Arthritis (RA) eine Gelenkerkrankung unbekannter Ätiologie. Sie ist entzündlich, chronisch, multisystemisch, autoimmun und fortschreitend; sie verursacht Schmerzen, Deformierungen sowie Knochen- und Knorpelzerstörung (MOTA et al., 2011; GOELDNER; SKARE; REASON, 2011). Es wird geschätzt, dass die Prävalenz bei älteren Menschen bei etwa 2 % liegt (SANTOS; BERSANI; MORAES, 2013).

Die Diagnose der RA basiert auf der körperlichen Untersuchung und den Diagnosekriterien des *American College of Rheumatology*, das die Person anhand des Scores (6 bis 10 Punkte) klassifiziert und die Gelenkbeteiligung (0 - 5 Punkte, mindestens ein Gelenk betroffen) berücksichtigt; Serologie (0 - 3 Punkte, mindestens ein Testergebnis, Rheumafaktor und antizitrullinierte Protein-Antikörper können negativ, schwach positiv und stark positiv sein); Akute-Phase-Reaktivität (0 - 1 Punkt, C-reaktives Protein und normale oder abnormale Erythrozytensedimentationsrate); Dauer der Symptome (0 - 1 Punkt, weniger als, gleich oder mehr als 6 Wochen) (ALETAHA et al., 2010).

Osteoporose ist durch eine Abnahme der Knochenmasse und eine Verschlechterung des Knochengewebes gekennzeichnet, wodurch die Qualität und Widerstandsfähigkeit des Knochens beeinträchtigt wird und das Risiko von Knochenbrüchen steigt. Es besteht ein Ungleichgewicht zwischen Osteoblasten (Knochenaufbau) und Osteoklasten (Knochenabbau), wobei die osteoklastische Aktivität überwiegt (LANE, 1998). Es handelt sich um eine schleichende und asymptomatische Erkrankung, bis es zu einer Fraktur kommt (GUARNIERO, 2008).

Einer von fünf Männern und eine von drei Frauen über 50 Jahren sind von Osteoporose betroffen (EBELING, 2014). Die höhere Inzidenz bei Frauen nach der Menopause ist auf eine erhöhte Resorption und eine verminderte Knochenbildung zurückzuführen (HALLBERG et al., 1992). Osteoporose wird unterschieden in postmenopausale Osteoporose, die Frauen nach der Menopause betrifft, in senile

Osteoporose, die Menschen über 70 Jahren betrifft, und in sekundäre Osteoporose, die Menschen mit Nieren-, Leber-, endokrinen oder hämatologischen Erkrankungen oder Menschen, die bestimmte Medikamente einnehmen, betrifft (SOCIEDADE BRASILEIRA DE REUMATOLOGIA, 2011b).

Zu den Risikofaktoren für Osteoporose gehören: Menopause, Alter, Vererbung, kalziumarme Ernährung, übermäßiges Rauchen und Alkoholkonsum, längere Immobilisierung und Medikamente (SOCIEDADE BRASILEIRA DE REUMATOLOGIA, 2011b).

Das Risiko, an Osteoporose zu erkranken, hängt von der im jungen Erwachsenenalter erreichten Knochenmasse und der Geschwindigkeit des Verlustes dieser Masse in späteren Jahren ab. Auch der Lebensstil kann die Wahrscheinlichkeit der Entwicklung dieser Krankheit bestimmen (HALLBERG et al., 1992).

Zur Diagnose von Osteoporose ist die Knochendichtemessung ein schmerzloser Test, der die Knochenmasse der Wirbelsäule und des Oberschenkels misst. Sie wird zur Beurteilung des Krankheitsstadiums und zur Überwachung der Behandlung eingesetzt (BRAZILIAN SOCIETY OF RHEUMATOLOGY, 2011b).

Handgriffstärke, funktionelle Kapazität und Gleichgewicht im Vergleich zu Alterung

Griffkraft, funktionelle Kapazität und Gleichgewicht *stehen* in direktem Zusammenhang mit Lebensqualität und funktioneller Abhängigkeit (TAEKEMA et al., 2010; RANTANEN et al., 2003; LING et al., 2010; NORMAN et al., 2011).

Das Muskelsystem als Ganzes wird durch das Ausmaß der körperlichen Aktivität erhalten und reagiert auf Krafttraining. Die funktionelle Kapazität des Muskel-Skelett-Systems wird durch die Art der Bewegungen bestimmt, die im Laufe des Lebens bei den Aktivitäten des täglichen Lebens ausgeführt werden (SPIRDUSO, 2005).

Unter Palmarpressen versteht man die Beugung der Finger über die Palmarregion (DIAS et al., 2010). Diese Bewegung ermöglicht es, die Hand der Form des Objekts entgegenzusetzen und anzupassen (SANGOLE; LEVIN, 2008). Sie ist umgekehrt proportional zum Alter, d. h. je älter die Person ist, desto geringer ist ihre Handflächengriffkraft (GALE et al., 2007); um das achtzigste Lebensjahr herum zeigen ältere Menschen einen 40- bis 50-prozentigen Verlust an Muskelkraft (KAUFFMAN, 2001).

Da kleine Instrumente verwendet werden und der Aufwand gering ist, werden in Studien zunehmend Messungen der Handflächenpresskraft (PPF) zur Beurteilung der allgemeinen Muskelkraft eingesetzt (FARIAS et al., 2012; NEWMAN et al., 2006).

Die Aufrechterhaltung hoher Werte der Handflächengriffstärke bei Personen mittleren Alters bedeutet, dass sie ein geringeres Risiko einer Behinderung haben, weil sie über eine größere Kraftreserve verfügen, die sie vor chronischen Zuständen funktioneller Behinderung bewahrt (RANTANEN et al., 1999).

Die Bewegung der Handflächenpresse hängt von der Tätigkeit der inneren und äußeren Handmuskeln ab. Zu den ersteren, die ihren Ursprung in der Hand haben und dort eingesetzt werden, gehören der Interossus palmaris, der Interossus dorsalis, der Tensor und der Lumbrus hypothenaris; zu den letzteren, die ihren Ursprung im

Unterarm oder Oberarm haben und in der Hand eingesetzt werden, gehören die Streckmuskeln der Finger, der eigentliche Streckmuskel des Zeigefingers, der Streckmuskel des kleinen Fingers, der lange Streckmuskel des Daumens, der kurze Streckmuskel des Daumens, der lange Abduktor des Daumens, der oberflächliche und der tiefe Beugemuskel der Finger sowie der lange und der kurze Beugemuskel des Daumens. Die Tätigkeit dieser Muskeln ermöglicht es, die Hand zu öffnen, die Finger und den Daumen zu schließen, um einen Gegenstand zu ergreifen und sich seiner Form anzupassen, eine Kraft auszuüben und den Gegenstand loszulassen. Diese Bewegungen kennzeichnen die Phasen des Handballenpressens (SANTOS, 2009).

Im Allgemeinen sind ältere Menschen mit verminderter Handgriffstärke sesshaft und haben Defizite bei der Körpermasse, gesundheitliche Probleme und funktionelle Einschränkungen (GERALDES et al., 2008). Nach Spirduso (2005) haben aktive ältere Menschen ein höheres Kraftniveau als sitzende Menschen und zeigen sogar größere Fortschritte als junge Menschen, da sie in der Regel in einem geschwächten Zustand mit einem Trainingsprogramm beginnen.

Unabhängig vom Alter ist die Handballenpressbewegung bei vielen Aktivitäten des täglichen Lebens erforderlich, z. B. beim Halten von Gegenständen, beim Anlehnen an Geländer oder Busse, bei der Hausarbeit, bei der Körperpflege, beim Essen und bei vielen anderen Tätigkeiten.

Im Hinblick auf die Autonomie, die funktionale Kapazität und die Unabhängigkeit älterer Menschen kann die Unfähigkeit, diese Bewegungen auszuführen, zu größerer Abhängigkeit und Einschränkung führen, die Entscheidungsbefugnis ihrer Handlungen beeinflussen, sie daran hindern, ihre Arbeits-/Lebensaktivitäten fortzusetzen (PANCOTTE; DORING; WIBELINGER, 2014) und sogar den Zugang zu oder die Durchführung von Gesundheitsfürsorge einschränken und damit zu den wachsenden Bedürfnissen dieser älteren Menschen beitragen (FRIED et al., 2004).

Die funktionelle Kapazität einer Person wird als das Fehlen von Schwierigkeiten bei der Ausführung bestimmter Gesten und Aktivitäten des täglichen Lebens konzeptualisiert (WHO, 1980).

Es ist bekannt, dass Menschen mit zunehmendem Alter weniger aktiv werden, ihre funktionelle Kapazität immer mehr abnimmt (VALE, 2004) und sie stärker von chronischen, nicht übertragbaren Krankheiten betroffen sind, was es ihnen erschwert oder unmöglich macht, Aktivitäten des täglichen Lebens selbstständig durchzuführen und ihre Lebensqualität erheblich beeinträchtigen kann (BRASIL, 2007). Aus diesem Grund wird die Aufrechterhaltung der funktionalen Unabhängigkeit älterer Menschen als wichtig erachtet, um eine bessere Lebensqualität zu erreichen (FERREIRA et al., 2012a).

Auch der Bewegungsapparat älterer Menschen verändert sich: Die Schritte werden kürzer und langsamer, die Füße werden geschleift und die Arme näher an den Körper herangeführt, die Standfläche und der Körperschwerpunkt verändern sich, um ein besseres Gleichgewicht zu erreichen (BRASIL, 2007). Dadurch erhöht sich das Risiko von Stürzen.

Motorische Leistungsfähigkeit, Gleichgewicht und kardiovaskuläre Ausdauer sind für die funktionelle Unabhängigkeit von grundlegender Bedeutung. Der Rückgang dieser Funktionen kann durch den Alterungsprozess und Inaktivität verursacht werden. Dies kann jedoch durch therapeutische Übungen vermieden oder sogar minimiert werden (FARIA et al., 2003).

Das Gleichgewicht hängt von der Aufnahme und Integration sensorischer Reize, der Planung und der Ausführung von Bewegungen ab, um den Schwerpunkt über der Stützfläche zu kontrollieren. Diese Kontrolle erfolgt durch das Haltungskontrollsystem unter Verwendung von Informationen aus dem vestibulären System, den visuellen Rezeptoren und dem somatosensorischen System (AIKAWA; BRACCIALLI; PADULA, 2006). Mit zunehmendem Alter nimmt die Funktion dieser Systeme ab, was zu einer Veränderung des Körpergleichgewichts, einer Verringerung der Reaktionszeit und der Bewegung führen kann (MORAES et al., 2011), was das Sturzrisiko deutlich erhöht (TINETTI; KUMAR, 2010).

Physiotherapie

Osteoartikuläre Erkrankungen müssen behandelt werden. Physiotherapie kann Defizite lindern oder die Funktionalität erhalten.

Bei rheumatoider Arthritis ist es unerlässlich, die Beweglichkeit der Gelenke, die aerobe Kapazität und die Leistungsfähigkeit bei bestimmten Fertigkeiten zu erhalten, wiederherzustellen oder zu steigern sowie die Muskeln zu stärken und zu dehnen. Das Krankheitsstadium muss immer berücksichtigt werden (VLIET VLIELAND, 2003).

Bei Arthrose bestehen die Behandlungsziele in der Linderung der Symptome durch Verringerung der Schmerzen, Verringerung der Steifheit, Erhaltung oder Erhöhung der Gelenkbeweglichkeit, Dehnung der Muskeln, Gelenkstabilität, Verringerung der anormalen Überbelastung des betroffenen Gelenks, Verbesserung der Lebensqualität, Erhaltung des Bewegungsumfangs und der Gelenkfunktion, die die Entwicklung des pathologischen Prozesses beeinflusst (WIBELINGER; BATISTA, 2015). Der brasilianische Konsens für die Behandlung von Arthrose empfiehlt Schulungsprogramme, Physiotherapie (Kräftigung, Dehnung und aerobes Training), Orthesen und Gehhilfen, mediale Stabilisierung der Kniescheibe, Antivarus-Einlagen in Verbindung mit der Stabilisierung des Knöchels und physikalische Mittel (Thermo- und Elektrotherapie) (COIMBRA et al., 2002).

Schließlich kann die Osteoporosebehandlung mit Hilfe von Kryotherapie, oberflächlicher Wärme, Elektrotherapie, Elektroakupunktur, Massage, angeleiteter körperlicher Aktivität und Kinesiotherapie (isotonische, isometrische und Atemübungen) durchgeführt werden, um den Bewegungsumfang, die Muskelkraft und die Atmungskapazität zu erhöhen oder zu erhalten, Schmerzen zu lindern, die Funktionsfähigkeit, die motorische Koordination und die körperliche Kondition wiederherzustellen, Muskelkontrakturen zu verringern, das Gleichgewicht, die Körperhaltung und den Gang zu verbessern, die Sturzprävention und das Frakturrisiko zu fördern, den Verlust an Knochenmasse zu verringern und die Lebensqualität zu erhalten (WIBELINGER, 2015).

Die Kinesiotherapie ist eine physiotherapeutische Technik, die zur Behandlung aller drei Krankheiten eingesetzt werden kann. Sie basiert auf Bewegung, um Schmerzlinderung, Muskeldehnung und -kräftigung, Gelenkbeweglichkeit, motorische Koordination, Gleichgewicht, kardiovaskuläre Konditionierung, Funktionalität und damit Lebensqualität zu fördern.

Die am häufigsten angewandte physiotherapeutische Behandlung bei rheumatoider Arthritis und Osteoarthritis ist die Kinesiotherapie. Diese Technik hat zufriedenstellende Ergebnisse für die Betroffenen, da sie eine Verbesserung begünstigt und die Auswirkungen der Alterung selbst sowie das Fortschreiten der Krankheiten verzögert und sogar die Menge der verwendeten Medikamente reduzieren kann (CONSTANTINI; ALMEIDA; PORTELA, 2011; RODRIGUES; CAMARGO, 2015; CONCEIÇÂO et al., 2015).

Bei Osteoporose ist diese Technik ebenfalls von Vorteil: Sie verlangsamt nicht nur das Fortschreiten der Krankheit, sondern schafft auch Bedingungen, die ihre Komplikationen verhindern. Körperliche Übungen wirken auf den Wachstumsknorpel (OCARINO; SERAKIDES, 2006); und wenn sie mit Widerstand arbeiten, erhöhen sie die Muskelmasse, was den Aufbau von Knochenmasse begünstigt oder deren Verlust verringert und das Gleichgewicht, die Funktionalität und die Lebensqualität verbessert (NAVEGA; AVEIRO; OISHI, 2003). Eine Intervention mit körperlichen Übungen, die die Muskelkraft und das Gleichgewicht trainieren, ist wichtig, um Stürze zu verhindern und die Häufigkeit von Knochenbrüchen bei Menschen mit Osteoporose zu verringern (CAPUTO; COSTA, 2014).

Prävalenz von Osteoarthritis und Vorhandensein von Risikofaktoren bei Personen, die ein Gemeindezentrum besuchen [1]

Osteoarthritis (OA), auch bekannt als Arthrose, ist eine rheumatische, degenerative und fortschreitende Erkrankung (SOUZA; LAAT, 2011), die ein Ungleichgewicht zwischen Wasser und der Proteinmatrix des Gelenks oder Knorpels hervorruft; daher hat die Zerstörung Vorrang vor der Reparatur. Sie tritt häufig bei älteren Menschen auf, was auf die Dehydrierung und den altersbedingten Verlust von Proteinen zurückzuführen ist.

Klinisch zeigt sie Anzeichen und Symptome wie Gelenkschmerzen, Steifheit, Entzündung, Ödeme, Verlust der Beweglichkeit, Muskelschwund und -schwäche, Deformationen, Funktionsstörungen und Gelenkinstabilität (SKARE, 1999; GOLDING, 1999; KAUFFMAN, 2001).

Gelenkschmerzen hängen von der Nutzung des Gelenks ab. Ihr Fortbestehen führt zu Funktionsstörungen und fortschreitenden Behinderungen, Depressionen und Schlafstörungen, was die Behinderung weiter verstärkt (CDC, 2001) und dazu beiträgt, dass OA zu den Gründen für Arbeitsausfälle, Krankengeld und Ruhestand gehört (SEDA; SEDA, 2006).

Sie betrifft in der Regel Gelenke, die größeren Überbelastungen ausgesetzt sind (SOUZA; LAAT, 2011). Sie kann nach dem betroffenen Gelenk klassifiziert werden: Anzahl, Ort und spezifische klinische oder radiologische Aspekte (FELICE et al., 2002); oder nach der Ätiologie: primär oder idiopathisch - ohne definierte Vorgeschichte, und sekundär - bekannte oder bestimmte Faktoren (ALTMAN et al., 1986). Die am häufigsten anzutreffenden Bezeichnungen je nach Gelenk sind Coxarthrose für die Hüfte und Gonarthrose für das Knie (COELHO, 2011).

Die Diagnose wird anhand der Krankengeschichte, der körperlichen Untersuchung und der radiologischen Befunde gestellt (SANTOS; BERSANI; MORAES, 2013). Im Allgemeinen sind Personen über 65 Jahre (SOUZA; LAAT, 2011) und Frauen

---

1 Die Studie wurde als wissenschaftlicher Artikel im Journal of Medical and Biological Sciences https://portalseer.ufba.br/index.php/cmbio/article/view/17418/14845 veröffentlicht.

betroffen (COELHO, 2011). Im Alter von über 75 Jahren können 85 % der Personen betroffen sein (REJAILI et al., 2005).

Risikofaktoren stehen im Zusammenhang mit dem Geschlecht, Erbkrankheiten, Knochen- und Gelenkerkrankungen, der Rasse (schwarze Frauen), familiärer Veranlagung, dem Alter, Stoffwechsel- oder endokrinen Erkrankungen - Adipositas und Diabetes *mellitus* -, der Menopause, peripheren Neuropathien, Tätigkeiten mit hoher Belastung und Gelenkverletzungen (FERREIRA et al., 2012b).

Neogi (2013) berücksichtigt auch die folgenden Risikofaktoren: Knochenmineraldichte, Ernährungsfaktoren, Beruf und körperliche Aktivität - wiederholte Nutzung des Gelenks, Muskelkraft - Muskelschwäche und -schwund, Ausrichtung - Veränderungen beim Gehen, Beinlängendifferenz, Anatomie des Gelenks oder des Knochens - die Form und das Material dieser Strukturen werden biomechanisch belastet.

Nach dem 55. Lebensjahr tritt die Krankheit häufiger bei Frauen auf, was auf den Östrogenmangel nach der Menopause zurückzuführen ist (SRIKANTH et al., 2005). Bei Frauen, die eine Hormonersatztherapie durchführen, ist die Häufigkeit von Osteoarthritis bis zu dreimal geringer (SPECTOR et al., 1997).

Vor diesem Hintergrund war das Ziel dieser Studie, die Prävalenz von Arthrose und das Vorhandensein von Risikofaktoren bei Personen, die ein Gemeindezentrum besuchen, zu untersuchen.

Methoden

Es handelt sich um eine Querschnittsstudie von Personen, die von Juli 2014 bis Juli 2015 ein Gemeindezentrum in der Stadt Passo Fundo, RS, Brasilien, besuchten, das Teil der Creati-Längsschnittstudie (ELO-Creati) ist.

An der Studie nahmen 391 Erwachsene und ältere Menschen beiderlei Geschlechts im Alter von 50 Jahren oder älter teil. Die abhängige Variable war Arthrose und die unabhängigen Variablen waren Geschlecht, Hautfarbe/Rasse, Alter, Beginn der Wechseljahre, Ernährungszustand (Body Mass Index (kg/m2), der für ältere

Menschen festgelegt wurde: ≤22 untergewichtig, >22 und <27 adäquat oder eutroph, ≥27 übergewichtig (LIPSCHITZ, 1994)), Vorgeschichte von Stürzen und sturzbedingten Frakturen, Medikamenteneinnahme, Wahrnehmung des Gesundheitszustands und Diagnose der von den Teilnehmern angegebenen Krankheiten. Die Daten wurden im Koexistenzzentrum in einer einzigen Sitzung anhand eines Fragebogens erhoben, der die untersuchten Variablen umfasste.

Die Assoziation zwischen Arthrose und den anderen Variablen wurde mit dem Chi-Quadrat-Test oder dem exakten Test von Fisher überprüft, wobei der p-Wert <0,05 betrug.

Die Teilnehmer wurden zuvor über die Forschung informiert und unterschrieben die freie und informierte Zustimmung gemäß dem Beschluss 466/12 des Nationalen Gesundheitsrats. Das Projekt wurde 2014 von der Forschungsethikkommission der Universität Passo Fundo unter der Stellungnahme Nr. 741.214 genehmigt.

Ergebnisse

Insgesamt nahmen 391 Personen, die das Gemeindezentrum besuchten, an der Studie teil. Das Profil der Gesamtstichprobe war weiblich (96,4 %), zwischen 60 und 69 Jahre alt (47,9 %), weiß (84,1 %), mit Beginn der Menopause nach dem 55. Lebensjahr (78,3 %), mit niedrigem/eutrophem Ernährungsstatus (56,5 %), mit Medikamenteneinnahme (92,3 %), mit einer geringen Anzahl von Stürzen (16,1 %) und daraus resultierenden Frakturen (2 %) sowie mit einer Einschätzung des eigenen Gesundheitszustands als sehr gut oder gut (72,2 %). Die Prävalenz von Osteoarthritis lag bei 7,7 %.

Tabelle 1 zeigt den Zusammenhang zwischen den Variablen und dem Vorhandensein von Arthrose. 100 % der Betroffenen waren Frauen, 84,4 % waren weiß, 43,8 % waren zwischen 60 und 69 Jahre alt, 53,1 % waren übergewichtig, 71,9 % erreichten die Menopause nach dem 55. Von Stürzen waren 31,2 % der Arthrosepatienten betroffen (p<0,05).

Tabelle 1 - Grafische und klinische Merkmale der Personen, die das CHiiro de convivència besuchen. Passo Eumdo·KS. Brasilien. Juli 2014 bis Juli 2015

Sie werden variieren	Osteoarthritis			
	Ja	Nein	Insgesamt	P
Sinus "Epmirrino	32 ¢100¾)	345 (96,1%)	377 (96.4%)	
Masciilino	-	14(3,9%)	14 (3,6%)	
Altersgruppe 50 bis 59 Jahre	5 (15.β%)	58 (16,2%)	63 (16,1%)	0.849
60 bis 69 Jahre alt	14 (43.8%)	173 (48.2%)	187 (47.9%)	
70 Jahre oder älter	13 (40,6%.)	128 (35,6%)	141 (36.0%)	
Cou·· Raca'				0.609
Weiß	27 (84.4%)	299(84,2%)	326 (84.1%)	
Nicht weiß	5 (15.6%)	56 (15,8%)	61 (15,9%)	
Gesundheitswahrnehmung				0.033
Milito gut/gut	18 (56.2%)	264(73,5%)	282 (72.2%)	
KegiilaiLRirim	14 (43,8%)	95 (26.5%)	109 (27.8%)	
Liuti kiiinnl Staat				0,168
Niedrig peio/Eutròfic o	15(46.9%)	206(57,4%)	221 (56.5%)	
Übergewichtige Quedns	17 (531%)	153 (42,6%)	170 (43,5%)	0.020
Ja	ID (31,2%)	53 (14.8%)	63 (16,1%)	
Nein	22 (68,8%)	306(85,2%)	328 (83,9%)	
Meoopnnsn				0.239
55-jähriges Jubiläum Abarao	9(28.1%)	76 (21,2%)	85 (21,7%)	
Über 5,5 Jahre*	23 (71.9%)	283 (78.8%)	306 (78.3%)	

* QuiiITO Teilnehmer пзс- Stftiberam caracterizai =ua cor.rața_ Anilise- realizada pela teste Qm-quûdrzdo de Pemon cıL Exato de Fiichsr.

Aufgrund der niedrigen Sturzrate erlitten nur 2 % der Stichprobe Frakturen, was 6,3 % der OA-Patienten entspricht.

Was die Diagnose der von den Teilnehmern angegebenen Krankheiten betrifft, so gaben 17,6 Prozent der Teilnehmer an, keine Krankheiten zu haben, 40,9 Prozent nur eine und 41,4 Prozent zwei oder mehr Krankheiten.

Osteoarthritis lag bei 7,7 % der Personen vor. Auf kardiovaskuläre Erkrankungen entfielen 76,6 % der Diagnosen, wobei die systemische arterielle Hypertonie (SAH) mit 53,9 % am häufigsten war (Tabelle 2).

Tabelle 2 - Von den Besuchern des Gemeindezentrums selbst angegebene Krankheiten. Passo FundoRS. BrasilienJuli 2014 bis Juli 2015

Krankheit	N	%

Systemische arterielle Hypertonie	223	53,9
Mritnua Cardiaca	56	13,5
Diabetes *MelUnis*	43	10,4
Osteoarthritis	32	7,7
Osteoporose-Osteopenie	15	3,6
Herzinsuffizienz	15	3,ti
Zerebrale Gefäßerkrankung	13	3,1
Akuter Myokardinfarkt	10	2,5
Rheumatoide Arthritis	7	1.7

Diskussionen

Die Studie ermöglichte es, die Prävalenz von Arthrose und das Vorhandensein von Risikofaktoren bei Erwachsenen und älteren Menschen, die an einer Gemeinschaftsgruppe teilnehmen, zu überprüfen. Im Vergleich zu den Schätzungen der Weltgesundheitsorganisation (WHO, 2016) für ältere Menschen in der Allgemeinbevölkerung und zu Studien mit Erwachsenen (CUNHA-MIRANDA et al., 2015; MURPHY et al., 2008) ist die Prävalenz von Arthrose bei Erwachsenen und älteren Menschen in der untersuchten Gemeindegruppe niedriger und wird nur von Frauen berichtet.

Die Schätzungen sind bei fettleibigen Menschen höher (MURPHY et al., 2008). Die Literatur zeigt einen Zusammenhang zwischen dem Risikofaktor Übergewicht und schlechteren Symptomen der Kniearthrose (ALVES; BASSITT, 2013), was damit erklärt werden kann, dass ein erhöhtes Gewicht die Gelenke überlastet. Darüber hinaus wird eine geringere Anzahl von Personen genannt, die in diesen Ernährungszustand eingestuft werden (CUNHA-MIRANDA et al., 2015), als die in dieser Studie gefunden. Daher wiesen die Personen in der Koexistenzgruppe mit Arthrose im Vergleich zu den Ergebnissen anderer Studien eine höhere Anzahl an Fällen von Übergewicht auf.

Das Risiko einer Arthrose, insbesondere einer Kniearthrose, ist proportional zum Anstieg des BMI, unabhängig von der Ausrichtung des Knies (NIU et al., 2009). Die

Autoren weisen darauf hin, dass eine Verringerung des BMI um zwei Einheiten oder mehr (5 kg) bei Frauen über einen Zeitraum von 10 Jahren das Risiko, eine symptomatische Kniearthrose zu entwickeln, halbieren kann (FELSON et al., 1992).

In einer anderen Studie wurde Körperfett mit einer Abnahme der Knorpeldicke in Verbindung gebracht, während magere Masse mit einer Zunahme verbunden war (DING et al., 2013). Daher wurde eine lebenslange Gewichtskontrolle als Mittel zur Primärprävention von Knie-OA angesehen (WILLS et al., 2012).

Betrachtet man den Anteil der Personen in den einzelnen Altersgruppen, so zeigt sich, dass OA ab dem Alter von 60 Jahren häufiger auftritt. Es ist erwähnenswert, dass sich die Aktivitäten der Gruppe an Menschen ab 55 Jahren richten. Auch in der Literatur wird darauf hingewiesen, dass die Häufigkeit von OA bei Frauen nach dem 55. Lebensjahr aufgrund des Östrogenmangels nach der Menopause zunimmt (SRIKANTH et al., 2005), und dass die Auswirkungen dieser Phase bei OA der Hände größer sind (PRIETO-ALHAMBRA et al., 2014).

In der Studie von Lawrence et al. (2008) wurde ein starker Zusammenhang zwischen Alter und Arthrose festgestellt. Es wird vermutet, dass es einen Zusammenhang zwischen Veränderungen in der Fähigkeit des Gelenkgewebes, sich an biomechanische Belastungen anzupassen, und der Akkumulation von Risikofaktoren im Laufe der Jahre gibt (NEOGI, 2013). Bei älteren Menschen ist der Einfluss des Alters bei Knie- und Hüft-OA größer (PRIETO-ALHAMBRA et al., 2014).

Der in der Studie festgestellte Zusammenhang zwischen Arthrose und Stürzen lässt sich durch die aus der OA resultierenden Veränderungen erklären, die die Mobilität und das Gleichgewicht beeinträchtigen und folglich zu Stürzen führen können, die wiederum eine Fraktur verursachen und die Lebensqualität älterer Menschen aufgrund von Immobilität und Abhängigkeit beeinträchtigen können (MENEGUIN; AYRES; BUENO, 2014). Weltweit gehört die OA zu den Hauptursachen für Schmerzen und Behinderungen (GUERMAZI et al., 2012; WHO, 2015).

Stürze tragen zu einer erhöhten Sterblichkeit bei, insbesondere in Fällen, die einen chirurgischen Eingriff erfordern (MENEGUIN; AYRES; BUENO, 2014). Und

Osteoarthritis gilt als prädisponierender Faktor für Stürze (BERRY; MILLER, 2008).

Ältere Gemeinschaftsbewohner haben eine höhere Sturzhäufigkeit (MIGUEL et al., 2012) als die Teilnehmer dieser Studie, die eine soziale Gruppe besuchen, was damit begründet werden kann, dass der Schwerpunkt dieser Gruppe auf körperlicher Betätigung liegt, was günstige Bedingungen für die Teilnehmer schafft.

Obwohl OA verschiedene physische und psychologische Aspekte der Betroffenen beeinflusst, schätzte die Mehrheit ihren Gesundheitszustand als gut oder sehr gut ein; dies könnte auf die Auswirkungen der körperlichen Aktivität für alle Teilnehmer des Zentrums zurückzuführen sein, da ältere Gemeindemitglieder mit Arthrose, die in einer anderen Studie untersucht wurden, eine regelmäßige Wahrnehmung ihrer Gesundheit haben (MIGUEL et al., 2012).

Die niedrige Prävalenz von OA in dieser Studie könnte auf die Selbstauskunft der Personen und das Profil der Teilnehmer in dem Gemeinschaftszentrum mit seinem Schwerpunkt auf körperlicher Aktivität zurückzuführen sein. Diese Bedingung könnte in Zukunft untersucht werden.

Schlussfolgerungen

Osteoarthritis, die in der Bevölkerung als weit verbreitete Krankheit gilt, war in der untersuchten Stichprobe weniger verbreitet, möglicherweise weil sie ein Gemeindezentrum besuchen und körperlich aktiv sind.

Das in dieser Studie beschriebene Profil stimmt größtenteils mit den in der Literatur beschriebenen Risikofaktoren überein: weibliches Geschlecht, Alter und Menopause über 55 und Übergewicht.

Daher wird davon ausgegangen, dass die Manifestation dieser Krankheit von der körperlichen Verfassung abhängen könnte, da die als aktiv geltenden Besucher des Gemeindezentrums eine niedrige Prävalenz von Arthrose aufwiesen.

Die Wirksamkeit der Kinesiotherapie bei osteoartikulären Erkrankungen

Das Altern, ein weltweites Phänomen mit steigender Tendenz, wird häufig mit Gelenkerkrankungen in Verbindung gebracht, und da diese die Hauptursache für die hohe Prävalenz chronischer Schmerzen sind, werden mehr ältere Menschen unter Schmerzen leiden (NETO; PINTARELLI; YAMATTO, 2007).

Die häufigsten osteoartikulären Erkrankungen bei älteren Menschen sind Osteoporose, Osteoarthritis und rheumatoide Arthritis (SILVA; MONTANDON; CABRAL, 2008). Die Inzidenz dieser Krankheiten ist proportional zum Alter, d. h. je älter die Person, desto höher die Zahl der Fälle (SOUZA; LAAT, 2011; REJAILI et al., 2005; SANTOS; BERSANI; MORAES, 2013; SOCIEDADE BRASILEIRA DE REUMATOLOGIA, 2011b).

Osteoporose, Osteoarthritis (OA) und rheumatoide Arthritis (RA) verursachen starke Schmerzen, Mobilitätsverlust, Muskelschwund und -schwäche, Deformierungen und Gelenkinstabilität (SKARE, 1999; GOLDING, 1999; KAUFFMAN, 2001); Sie können auch die Funktionalität, das Gleichgewicht, die motorische Koordination und die Aktivitäten des täglichen Lebens beeinträchtigen, was sich auf die Lebensqualität der Betroffenen auswirkt und das Risiko von Stürzen erhöht (ÂLVARES; LIMA; SILVA, 2010).

Die Lebensqualität und die funktionelle Unabhängigkeit des Einzelnen stehen in direktem Zusammenhang mit der Handgriffstärke, der funktionellen Kapazität und dem Gleichgewicht; diese wiederum können mit Tests und Instrumenten bewertet werden, die einfach anzuwenden sind und wenig körperliche Anstrengung erfordern (TAEKEMA et al., 2010; RANTANEN et al., 2003; LING et al., 2010; NORMAN et al., 2011). Die Wahrscheinlichkeit von altersbedingten Funktionseinschränkungen kann verringert werden, wenn Personen im mittleren Alter hohe Werte für Muskelkraft und Muskelmasse beibehalten (RANTANEN et al., 1999).

Die Verschlechterung zeigt sich auch im Haltungssystem mit Veränderungen des

Körpergleichgewichts, verringerter Reaktionszeit und Bewegung (MORAES; et al., 2011), was in der Folge zu einer deutlichen Erhöhung des Sturzrisikos führt (TINETTI; KUMAR, 2010).

Die altersbedingten physiologischen Veränderungen in Verbindung mit der osteoartikulären Beteiligung der OAE machen den Menschen noch anfälliger (FINATO et al., 2014).

Osteoartikuläre Erkrankungen müssen behandelt werden. Zu diesem Zweck kann die Physiotherapie Defizite lindern oder die Funktionalität erhalten. Die Kinesiotherapie ist eine physiotherapeutische Technik, die zur Behandlung aller drei Krankheiten eingesetzt werden kann. Sie basiert auf Bewegung, um Schmerzlinderung, Muskeldehnung und -kräftigung, Gelenkbeweglichkeit, motorische Koordination, Gleichgewicht, kardiovaskuläre Konditionierung, Funktionalität und damit Lebensqualität zu fördern.

Ziel dieser Studie ist der Vergleich von Gleichgewicht, Handgriffstärke, funktioneller Kapazität, Kniesehnenflexibilität und Perimetrie der oberen Gliedmaßen bei Patienten mit osteoartikulären Erkrankungen vor und nach der Physiotherapie.

Materialien und Methoden

Es handelt sich um eine Längsschnittstudie mit Interventions- und Zufallsstichproben in einem Gemeindezentrum und einer Schulklinik für Physiotherapie in der Stadt Passo Fundo/RS, die von September bis November 2015 durchgeführt wurde.

Bei den Teilnehmern handelte es sich um Personen beiderlei Geschlechts, die angaben, an einer oder mehreren Gelenkerkrankungen - Arthrose, rheumatoide Arthritis und Osteoporose/Osteopenie - zu leiden, und die zuvor für eine Längsschnittstudie in dem oben genannten Zentrum und einer Schulklinik für Physiotherapie ausgewählt worden waren. Alle Personen, die sich bereit erklärten, an der Studie teilzunehmen, unterzeichneten eine Einverständniserklärung gemäß den Richtlinien der Resolution 466/12 des Nationalen Gesundheitsrates. Die Studie wurde von der Forschungsethikkommission der Universität Passo Fundo unter der Nummer

1.064.895/2015 genehmigt. Die Ausschlusskriterien waren das Nichterreichen der Mindestanzahl von zehn Sitzungen und eine Kontraindikation für körperliche Betätigung.

Erhoben wurden Daten zur Identifikation (Geschlecht, Alter und Geburtsdatum), zur Medikamenteneinnahme, zur dominanten Hand, zu Gelenkschmerzen und -erkrankungen, zu den betroffenen Gelenken, zur Verwendung von Prothesen, zur Perimetrie der oberen Gliedmaßen, zur Beweglichkeit (3. Finger bis zum Boden), zur funktionellen Kapazität (Functional Independence Measure - FIM), zum Gleichgewicht (Berg-Balance-Skala) und zur Palmar Pressor Strength (PPF).

Zur Beurteilung der Perimetrie der oberen Gliedmaßen wurde ein flexibles Maßband an zwei Punkten, 10 und 15 Zentimeter oberhalb des Olekranons beider Gliedmaßen, verwendet, wobei die Person in einer anatomischen Position stand.

Die PFP wurde mit einem isometrischen Dynamometer gemessen, und das für beide Hände verwendete Protokoll bestand aus einer maximalen Muskelkontraktion von 3 bis 10 Sekunden und der besten Leistung aus drei Versuchen, einer von der brasilianischen Gesellschaft der Handtherapeuten empfohlenen Position: Die Person saß, die Schulter war adduziert und in neutraler Rotation, parallel zum Rumpf, der Ellbogen in 90° Beugung, der Unterarm und das Handgelenk in neutraler Position, wobei bis zu 30° Extension und 15° ulnare Abweichung des Handgelenks während des Tests akzeptabel waren; nach dem standardisierten Kommando "Go" übte die Person die größte Handdruckkraft aus (ABDALLA; BRANDÂO, 2005). Darüber hinaus wurde die Zeit standardisiert: Die Person wurde vor und nach der Intervention in derselben Schicht beurteilt. Das auf dem Dynamometer angezeigte Ergebnis wurde mit 10 multipliziert.

Die physiotherapeutischen Sitzungen fanden in den Räumlichkeiten des Gemeindezentrums und der Schulklinik statt, zweimal wöchentlich über einen Zeitraum von zwei Monaten, insgesamt zwischen 10 und 16 Sitzungen zu je 60 Minuten.

Die Übungen wurden in Form eines Zirkels gemeinsam im Gemeindezentrum und individuell in der Schulklinik durchgeführt und umfassten Dehnungsübungen für die oberen und unteren Gliedmaßen und die Wirbelsäule; Kräftigung der oberen Gliedmaßen, einschließlich des Handgelenks und der Finger mit Fingertrainern, *Handgriffen, Flexbar-Trainern,* Hanteln, Gummibändern, Bällen und Stöcken; Kräftigung der unteren Gliedmaßen mit Isometrik, Calisthenics und Schienbeinschienen; Gang-, Gleichgewichts- und Propriozeptionstraining: auf verschiedenen Untergründen, mit und ohne Hindernisse für 10 Meter, propriozeptive Scheiben (Discoball), Balance Board und Swiss Balls; Gelenkbeweglichkeitsübungen; Sensibilitäts- und motorisches Koordinationstraining und Myofascial Release. Die Beurteilungen vor und nach der Intervention wurden von verschiedenen, zuvor geschulten Beurteilern durchgeführt.

Die statistischen Analysen waren deskriptiv und inferentiell. Die Bedingungen der Normalität wurden mit Hilfe des Kolmogorov-Smirnov- und des Shapiro-Wilk-Tests bewertet. Der T-Test für unabhängige Stichproben oder der Levene-Test für Variablen mit normaler Verteilung und der Mann-Whitney-Test für anormale Verteilungen wurden verwendet, um den Unterschied zwischen den Mittelwerten zu bewerten. Alle Variablen wurden dann vor und nach der Intervention miteinander verglichen. Der Chi-Quadrat-Test wurde für die kategoriale Variable Funktionsfähigkeit verwendet. Der Student's *t-Test wurde* für die normalverteilten Variablen Handballenpresskraft und Perimetrie der linken oberen Gliedmaße (10 und 15 cm über dem Olekranon) verwendet, und der Wilcoxon-Test für die nichtparametrischen Variablen Gleichgewicht, Kniesehnenflexibilität und Perimetrie der rechten oberen Gliedmaße (10 und 15 cm über dem Olekranon). Das bei den Tests verwendete Signifikanzniveau betrug 0,05.

Ergebnisse

Die Anfangsbewertung wurde bei 38 Personen durchgeführt. Es gab einen Verlust von 6 Teilnehmern, die alle nicht die Mindestanzahl von 10 Sitzungen besuchten. Die Stichprobe bestand aus 23 Personen, die das Gemeindezentrum besuchten, und 9 aus der Physiotherapie-Schulklinik. Von diesen 32 Teilnehmern waren 30 weiblich und 2 männlich. Die Stichprobe wurde als homogen charakterisiert, mit Ausnahme des variablen Gleichgewichts zwischen den Standorten und den Geschlechtern; dennoch wurde sie in Gruppen zusammengefasst, da der Unterschied für beide statistisch signifikant war (p<0,05).

Tabelle 1 - Caiacteiisticas dos LndividDDS frequentadores do centro de convivêncis. e do clinica escola de fisioterapia. Passo Fundo.·· RS₁ Brasilien, September bis November 2015

Zentrum Conriveneia		Schulklinik	Insgesamt
Variablen	(23)	OT	(32)
	□ (¾)	n{%}	∏C%)
Sinus			
Ma SCiilino	-	1(2X2}	2 (6,2)
Hässlich	23 CIOO)	7(77₂ 8)	30 (93.8)
Alter			
56 bis 59 Jahre alt	2 ¢,7)	-	2 (6,3)
60 bis 69 Jahre alt	13(56.5)	4(44.5)	17(53,0)
70 bis 79 Jahre alt	7 **(30.4)**	3 {33₂ 3)	**10** (31,3)
SO bis 87	1 (4.4)	1(2X2}	3 (9,4)
Mao dominant			
Rechts	23 (IOO)	9(100)	32 (100)
Links	-	-	-
Verwendung von Medikamenten			
Nab	2(8.7)	-	2 (6,2)
Ja	21 (9L3)	9(100)	30 (93,8)
V für Arzneimittel			
1 ai	8 (38.1)	4(44.4)	12(40,0)
4 oder mehr	13(61₂ 9)	5 (55₂ 6)	18(60,0)
Schmerz			
Ja	23 (IOO)	9(100)	32 (100)
Nein	-	-	-
Mbrbities			
Osteoarthritis	20(60.6)	8 (61.5)	28 (60,9)
Osteoporose	12 (36.4)	5(38:5)	17(37,0)
Rheumatoide Arthritis	1 (3,0)	-	1(2,1)
Artisch Iijacoes KtHMtidas			

Knie	13(34.2)	3 (25,0)	16(32,0)
Quadri]	7 (18.4)	1 (8, 3)	8 (16.0)
Metakarpophalangealgelenke	7 (18.4)	1 (8, 3)	8 (16.0)
Wirbelkolline	4(10.5)	4(33.4)	S (16.0)
Faust	2(5,3)	2(147)	4(8,0)
Sonstiges*	5 (13,2)	1 (8, 3)	6(12,0)
Prothese			
Nein	20 (87.0)	9(100)	29 (90,6)
Ja**	3 (13, 0)	-	3 (9,4)

* C¼utc¼ τ£1ɪɪɪa articulaçôeï da ambra, cacoréto. toraozda & mEiststtsofahrngEsuias coni freⅤp1≡nci3 ≤ 2.

** TICLUL piôies&î da joe¼ (2) und qu3±il (1).

Von den 32 Personen nahmen 18 (60 %) vier oder mehr Medikamente ein, 29 (90,6 %) benutzten keine Gelenkprothesen und alle gaben an, dass ihre rechte Hand dominiert. Was die drei untersuchten Krankheiten betrifft, so war die häufigste die Arthrose (60,9 %); die am häufigsten betroffenen Gelenke waren das Knie (32 %), die Hüfte (16 %), der Mittelhandknochen (16 %) und die Wirbelsäule (16 %). Die meisten BAB-Fälle traten im Alter zwischen 60 und 79 Jahren auf, das Durchschnittsalter lag bei 69,2 (±7,6) Jahren (Tabelle 1).

Zusätzlich zu den osteoartikulären Erkrankungen gaben 20 (62,5 %) Personen an, an systemischer arterieller Hypertonie (SAH) zu leiden, eine (3,1 %) gab an, Diabetes *mellitus zu* haben, und eine (3,1 %) berichtete, einen Fersensporn zu haben, Hyperthyreose (3,1 %), Parkinson (3,1 %), systemische Sklerose (3,1 %), und eine Person (3,1 %) gab an, drei Begleiterkrankungen zu haben: gastroösophagealen Reflux, Gastritis, Tachykardie und Kreuzschmerzen. Die übrigen Teilnehmer gaben an, keine Begleiterkrankungen zu haben.

Die funktionelle Kapazität, die mit dem Functional Independence Measure (FIM) bewertet wird, ist in diesem Instrument in sieben Kategorien unterteilt, die von völliger Unterstützung (Abhängigkeit) bis zu völliger Unabhängigkeit reichen; die Personen in dieser Studie gehörten zwei Kategorien an. Vor der physiotherapeutischen Intervention waren 16 (50 %) der Personen teilweise unabhängig und 16 (50 %) waren vollständig unabhängig.

Intervention gab es einen Rückgang auf 2 (6,3 %) Personen mit teilweiser Abhängigkeit und 30 (93,7 %) wurden als völlig unabhängig eingestuft (Tabelle 2).

Tabelle 2 - Funktionelle Kapazität (FIM) vor und nach der physiotherapeutischen Intervention, wie von Personen mit AOD berichtet. Passo Fundo RS, Brasilien, September bis November 2015

Funktionale Kapazität	Vor der Intervention	Pôs-tnlervençàD
	n(%)	n(%)
Unabhängige Parerai	16 (50)	2(6,3)
Völlig unabhängig	16(50)	30 (93,7)
Insgesamt	32 (100)	32 (100)

Die Variablen rechte und linke Handflächenpresskraft, Perimetrie der linken oberen Extremität 10 und 15 cm über dem Olekranon, Gleichgewicht und Flexibilität zeigten statistisch signifikante Unterschiede ($p<0{,}05$) im Vergleich vor und nach der physiotherapeutischen Intervention. Der Unterschied in der Perimetrie der rechten oberen Extremität zu beiden Zeitpunkten war nicht signifikant (Tabelle 3).

Tabelle 3 - Mittelwert und Standardabweichung der Variablen Palmargriffstärke, Perimetrie der oberen Gliedmaßen und Aexibilität, bewertet vor und nach der physiotherapeutischen Intervention der Teilnehmer. Passo Fundo/RS, Brasilien, September bis November 2015

Anfeuernde	Vor	Pds	P
	Durchschnitt (σ)	Durchschnitt (σ)	
Direkt FPP*	18.91 {⅑9}	22,22 (=4,6)	0.000
FPP links*	18.09 (±6,5)	21.38 (±5.4)	0.000
Perimetrie MSD 10**	*29.22 (±3,7)*	29.66 (±3,5)	0.056
Perimetrie MSD 15"	31.38 (=4,2)	31.75(=4,0)	0.172
Perimetrie MSE 10*	28.78 (3.4)	29.50 (3,4)	0.000
PerimetrieMSE 15*	30.94 (±3,9)	31.50 (±3,9)	0.000
Gleichgewicht**	47,72 (±6,0)	53.88 (±2,9)	0.000
Flexibilität**	13.84 (±11.0)	9.69 (±11,3)	0.001

σ: Standardabweichung. - Student's *r-Test*. - Wilcoxon-Test. - MSE⁴ MSD 10: linke obere Extremität direkt 10 Zentimeter oberhalb des Olekranons. -MSE MSD 15: linke obere Extremität direkt 15 Zentimeter oberhalb des Olekranons.

Für die Analyse der Gleichgewichtsvariablen, die anhand der Berg-Skala bewertet wurde, wurden die von den Personen erreichten Punkte berücksichtigt und nicht die Kategorie, in die sie eingestuft wurden, da 5 Personen vor der Intervention in

Kategorie 2 (mäßiges Sturzrisiko) und die übrigen 27 bereits in der höchsten Kategorie der Skala, 3 (geringes Sturzrisiko), eingestuft waren und nach der Intervention alle (32) in Kategorie 3 eingestuft wurden. Keine Person war zum Zeitpunkt der Bewertung in Kategorie 1 (hohes Sturzrisiko) eingestuft.

Diskussionen

Die in dieser Studie untersuchten osteoartikulären Erkrankungen, Osteoarthritis, Osteoporose und rheumatoide Arthritis, zeigten in Bezug auf das Alter kein zunehmendes Verhalten, im Gegensatz zu dem, was in der Literatur beobachtet wurde (SOUZA; LAAT, 2011; REJAILI et al, 2005; SANTOS; BERSANI; MORAES, 2013; SOCIEDADE BRASILEIRA DE REUMATOLOGIA, 2011b), während in Bezug auf das Geschlecht die Mehrheit Frauen waren, was die veröffentlichten Studien bestätigt (COELHO, 2011; EBELING, 2014; SOCIEDADE BRASILEIRA DE REUMATISMO, 2011a).

Ein sehr häufiges Symptom bei AOD sind Gelenkschmerzen (SANTOS; BERSANI; MORAES, 2013), die von allen untersuchten Personen vor der physiotherapeutischen Intervention angegeben wurden.

Die am stärksten betroffenen Gelenke bei Arthrose sind in der Regel diejenigen, die der größten Überbelastung ausgesetzt sind (SOUZA; LAAT, 2011) und bei rheumatoider Arthritis die Hände, die praktisch alle Patienten haben (SOCIEDADE BRASILEIRA DE REUMATOLOGIA, 2011a), und die Ergebnisse der vorliegenden Studie zeigten eine stärkere Beteiligung der Knie, der Hüfte, der Zehengrundgelenke und der Wirbelsäule.

Die meisten Hüft- und Kniegelenksprothesen werden aufgrund von Osteoarthritis, rheumatoider Arthritis, avaskulärer Nekrose und Frakturen eingesetzt (SIDDIQUI et al., 2012). In einer kürzlich veröffentlichten Studie war die Mehrheit der durchgeführten Hüft- und Kniegelenkersatzoperationen auf Arthrose oder rheumatoide Arthritis zurückzuführen, was die Bedeutung von Gelenkerkrankungen beim Gelenkersatz zeigt (PINTO et al., 2015). Bei einer Minderheit der untersuchten Personen war ein chirurgischer Eingriff erforderlich, und alle hatten Arthrose.

In Anbetracht der Tatsache, dass mit zunehmendem Alter die gesundheitlichen Probleme zunehmen, fallen chronische Krankheiten durch die steigende Inzidenz von SAH, Diabetes *mellitus* und osteoartikulären Erkrankungen auf (CASCAES; FALCHETTI; GALATO, 2008). Dieses Profil zeigte sich bei den meisten Teilnehmern, die an SAH und nur in einem Fall an Diabetes *mellitus* (DM) in Verbindung mit ODD litten.

In Bezug auf die Variablen, die vor und nach der Physiotherapie bewertet wurden, wurde die Funktionsfähigkeit der Personen vor der Intervention gleichermaßen als teilweise und vollständige Unabhängigkeit bewertet; nach dem Physiotherapieangebot wurden die meisten von ihnen als vollständig unabhängig eingestuft. Dies stellt einen sehr bedeutenden Zugewinn dar, wenn man bedenkt, dass Behinderung eine der wichtigsten Folgen von AOD ist (ALVES et al., 2007).

In der Studie von Santos et al. (2012) wurde gezeigt, dass die sich verschlechternde Lebensqualität älterer Menschen mit Arthrose in direktem Zusammenhang mit der Verringerung der funktionellen Kapazität, körperlichen Aspekten und einem hohen Maß an Schmerzen steht. Darüber hinaus schätzt die Weltgesundheitsorganisation, dass 25 % der Menschen mit Arthrose nicht in der Lage sind, ihre wichtigsten Aktivitäten des täglichen Lebens durchzuführen, und dass 80 % Bewegungseinschränkungen haben (WHO, 2016).

Die positiven Ergebnisse für Flexibilität und Gleichgewicht verhielten sich in unserer Studie genauso wie in der Studie von Silva und Barros (2012), allerdings ohne statistische Signifikanz. Sie untersuchten kreislauforientierte kinesiotherapeutische Übungen mit älteren Frauen mit Knie-OA und zeigten Verbesserungen in Bezug auf Bewegungsumfang, Flexibilität, Muskelkraft, funktionelle Leistungsfähigkeit der unteren Gliedmaßen und Lebensqualität. Sie kamen auch zu dem Schluss, dass die Aufrechterhaltung der funktionellen Leistungsfähigkeit für die Autonomie und die Lebensqualität von wesentlicher Bedeutung ist und dass eine kontinuierlich und in einem Zirkel durchgeführte physiotherapeutische Behandlung, da sie dynamischer ist, sich an den Alltag des Einzelnen anpasst und in einer Gruppe körperliche, emotionale, psychologische und soziale Aspekte verbessert (SILVA; BARROS, 2012).

Eine Fallstudie über eine Frau mit rheumatoider Arthritis, die physiotherapeutische Techniken erhielt, zeigte eine Verbesserung der funktionellen Kapazität und der Flexibilität nach der Intervention sowie eine Verbesserung der Schmerzen und der Lebensqualität (DAL MOLIN et al., 2015). In Übereinstimmung mit den Ergebnissen in der Literatur zeigte der einzige RA-Patient in der vorliegenden Studie ebenfalls eine Verbesserung der funktionellen Kapazität und Flexibilität nach der physiotherapeutischen Behandlung.

Unter den physiotherapeutischen Ansätzen, die am häufigsten bei der Behandlung von rheumatoider Arthritis eingesetzt werden, zeigt die Kinesiotherapie günstige Ergebnisse bei der Schmerzreduzierung, der Verbesserung des Bewegungsumfangs (CONCEIÇÂO et al. 2015) und, wie in dieser Studie gesehen, bei der Verbesserung der funktionellen Kapazität, der Flexibilität, der Handgriffstärke, der Muskelmasse und des Gleichgewichts.

Programme zur körperlichen Betätigung bei Osteoporose haben sich als wirksam erwiesen, was Veränderungen des Knochengewebes, eine Zunahme der Muskelmasse und -kraft, der Flexibilität, des Gleichgewichts, der Gehgeschwindigkeit, der Lebensqualität (REBELLO; PINTO, 2011) und der Selbstständigkeit bei Aktivitäten des täglichen Lebens (MEIRELES; NUNES, 2012) angeht. Die Osteoporose-Patienten, die im Rahmen der im Gemeindezentrum und in der Physiotherapie-Schulklinik durchgeführten Studie untersucht wurden, wiesen diesen Zuwachs an Muskelmasse und -kraft, Flexibilität und Gleichgewicht sowie an funktioneller Kapazität nach.

Autoren, die die PFP von asymptomatischen Erwachsenen untersuchten, fanden höhere Durchschnittswerte (NOVAES et al., 2009). Bei älteren Menschen mit und ohne rheumatoide Arthritis (DRESH; TAUCHERT; WIBELINGER, 2014) lagen die Ergebnisse näher an denen der vorliegenden Studie. In Bezug auf die Zahlen, die bei

Patienten mit osteoartikulären Erkrankungen vor einer physiotherapeutischen Intervention gefunden wurden, war der Unterschied zwischen den Geschlechtern in allen drei Studien sichtbar. Dies könnte die niedrigeren Zahlen in der ersten Studie (NOVAES et al., 2009) erklären, weil es sich um Personen mit Osteoartikularerkrankungen handelte, und die höheren Zahlen in der zweiten Studie (DRESH; TAUCHERT; WIBELINGER, 2014), weil sie körperlich aktiv waren.

Daher kann körperliche Aktivität im Rahmen von Gesundheitsprogrammen für ältere Menschen die durch osteoartikuläre Erkrankungen verursachten funktionellen Defizite abmildern (MAZO et al., 2012). Ältere Menschen, die sich körperlich betätigten, wiesen in früheren Untersuchungen eine höhere Anzahl von PFP auf als Nicht-Bewegungstreibende, wenn auch statistisch nicht signifikant (FIDELIS; PATRIZZI; WALSH, 2013).

Costa et al. (2012) zeigten nach einem Training der Muskelkraft, des Gleichgewichts und der funktionellen Mobilität bei Personen mit geringer Knochenmasse, wie in der vorliegenden Studie, eine signifikante Zunahme der PFP im Vergleich zwischen der dominanten und der nicht-dominanten Hand.

Darüber hinaus zeigte ein auf Kräftigungsübungen basierender Trainingsvorschlag mit erwachsenen und älteren Frauen einen Unterschied zwischen der PFP vor und nach dem Training. Die Verbesserung trat in beiden Händen auf, war aber nur für die rechte PFP bei Frauen mittleren Alters signifikant (REIS FILHO; VIEIRA JUNIOR; VOLATERELLI, 2014).

PFP wurde auch mit der Stärke der Atemmuskulatur bei Langlebigen in Verbindung gebracht; Personen mit höherem PFP hatten einen höheren Atemdruck. Auch die Funktionsunfähigkeit wird mit der PFP in Verbindung gebracht; je größer der Grad der Abhängigkeit, desto geringer die Kraft. Darüber hinaus kann die Aufrechterhaltung der Muskelkraft ein entscheidender Faktor für den Erhalt der Funktionsfähigkeit und die Rehabilitation von Atemwegserkrankungen bei Hochbetagten sein (PEREIRA, 2015).

Dies beweist die Bedeutung und Anwendbarkeit dieser schnellen und praktischen

Methode zur Beurteilung der allgemeinen Muskelkraft.

Nach dem Eingriff ging die Zahl der Personen mit Werten unter 20 kgf zurück. Es sei darauf hingewiesen, dass von den betroffenen Gelenken in 12 Fällen die Handgelenke und/oder die Zehengrundgelenke betroffen waren, was für einen Großteil des Kraftrückgangs verantwortlich sein könnte. Die Autoren weisen auch darauf hin, dass Werte von 20 kgf oder weniger unabhängig voneinander mit dem Risiko einer zukünftigen Abhängigkeit und einem niedrigen Gesundheitszustand verbunden sind (JYLHA et al., 2001).

Darüber hinaus fanden Novaes et al. (2009) eine Korrelation zwischen der PFM beider Hände und der Perimetrie der oberen Gliedmaßen, aber in Anbetracht der Vorhersagekraft der Referenzgleichungen hatte die Perimetrie keinen signifikanten Einfluss auf ihre Erhöhung.

Die Autoren weisen darauf hin, dass die Perimetrie mit der Verteilung der Muskelmasse im Arm und in der Hand zusammenhängt (BUDZIARECK; DUARTE; BARBOSA-SILVA, 2008), was den nach der Kinesiotherapie erzielten Anstieg rechtfertigen könnte, wenn man bedenkt, dass die Intervention eine Muskelstärkung beinhaltet.

Schlussfolgerung

Die vorgeschlagene kinesiotherapeutische Intervention erwies sich als wirksam bei der Erhaltung oder Verbesserung des Gleichgewichts, der Handgriffstärke, der funktionellen Kapazität, der Kniesehnenflexibilität und der Perimetrie der oberen Gliedmaßen bei Personen mit Osteoarthritis, Osteoporose und rheumatoider Arthritis.

Diese Vorteile können nicht nur die Lebensqualität verbessern, sondern auch die Auswirkungen von Gelenkerkrankungen und den Alterungsprozess selbst minimieren oder verzögern und so die Unabhängigkeit und Gesundheit des Einzelnen erhalten.

Abschließende Überlegungen

Es liegt auf der Hand, dass osteoartikuläre Erkrankungen einen direkten Einfluss auf das Leben der Betroffenen haben, insbesondere in Bezug auf die Funktion, was die

Notwendigkeit von Interventionen zur Änderung des Krankheitsverlaufs verdeutlicht.

Die häufigste osteoartikuläre Erkrankung war Arthrose, die jedoch bei den Personen in einem Gemeinschaftszentrum eine geringe Prävalenz aufwies. Was die Risikofaktoren für eine derartige Morbidität betrifft, so war die Mehrheit der Stichprobe weiblich, über 55 Jahre alt, in den Wechseljahren und hatte einen übergewichtigen Ernährungsstatus.

Die vorgeschlagene physiotherapeutische Intervention, die mit Personen durchgeführt wurde, die an Arthrose, Osteoporose und rheumatoider Arthritis leiden, war wirksam bei der Aufrechterhaltung oder Verbesserung des Gleichgewichts, der palmaren Griffstärke, der funktionellen Kapazität, der Kniesehnenflexibilität und der Muskelmasse der oberen Gliedmaßen.

Die Physiotherapie mit kinesiotherapeutischen Techniken erwies sich als sehr wichtig, da diese Krankheiten verschiedene Beeinträchtigungen mit sich bringen und eine Verbesserung in allen bewerteten Aspekten zu verzeichnen war, was einen Beitrag zu diesem Bereich darstellt und die Notwendigkeit der Physiotherapie für Personen mit osteoartikulären Krankheiten belegt.

Referenzen

ABDALLA, I. M.; BRANDÂO, M. C. *Palmar und digitale Griffkräfte.* In: Brasilianische Gesellschaft der HANDTHERAPEUTEN. Empfehlungen zur Beurteilung der oberen Gliedmaßen. 2^a ed. Sao Paulo: SBTM; 2005. p. 38-41.

AIKAWA, A. C.; BRACCIALLI, L. M. P.; PADULA, R. S. Effects of postural changes and static balance on falls in institutionalized elderly people. *Revista de Ciências Médicas*, Campinas, v. 15, n. 3, S. 189-96, 2006.

ALETAHA, D. et al. Klassifikationskriterien für rheumatoide Arthritis 2010. *Arthritis & Rheumatism*, v. 62, n. 9, p. 2569-2581, September, 2010.

ALTMAN, R.; ASCH, E.; BLOCH, D.; BOLE, G.; BORESTEIN, D.; BRANDT, K. et al. Development of criteria for the classification and reporting of osteoarthritis: classification of osteoarthritis of the knee. *Arthritis Rheumatology*, v. 29, n. 8, p. 1039-1049, 1986.

ALVARES, L. M.; LIMA, R. C.; SILVA, R. A. Häufigkeit von Stürzen bei älteren Bewohnern von Langzeiteinrichtungen in Pelotas, Rio Grande do Sul, Brasilien. *Caderno de Saùde Pùblica,* Rio de Janeiro, v. 26, n. 1, p. 31-40, jan, 2010.

ALVES, L. C.; QUINET LEIMANN, B. C.; VASCONCELOS, M. E. L.; CARVALHO, M. S.; VASCONCELOS, A. G. G.; FONSECA, T. C. O. et al. The effect of chronic diseases on functional status of the elderly living in the city of Sao Paulo, Brazil. *Caderno de Saùde Publica*, v. 23, n. 8, S. 1924-30, 2007

ANDRADE, F. A.; PEREIRA, L. V.; SOUSA, F. A. E. F. Measuring pain in the elderly: a review. *Revista Latino-Americana de Enfermagem*, Ribeirao Preto/SP, n. 14, v. 2, S. 271-276, Mar/Apr, 2006.

ARNETT, F. C.; EDWORTHY, S. M.; BLOCH, D. A.; Mc SHANE, D. J.,

COOPER, N. S.; et al. The American Rheumatism Association 1987 revised criteria for the classification of rheumatoid arthritis. *Arthritis Rheumatology*, v. 31, S. 315-24, 1988.

BERRY, S. D.; MILLER, R. R. Stürze: Epidemiologie, Pathophysiologie und Zusammenhang mit Frakturen. *Aktueller Osteoporosebericht*, v. 6, n. 4, S. 149-54, 2008.

BRASILIEN, Nationaler Gesundheitsrat. *Entschließung Nr. 466, vom 12. Dezember 2012*. Brasilia, 2012. Verfügbar unter:

http://conselho.saude.gov.br/resolucoes/2012/Reso466.pdf Abgerufen am: Juni 2014.

BRASILIEN, Ministerium für Gesundheit (MS). Sekretariat für primäre Gesundheitsversorgung. Abteilung für Grundversorgung. Alterung und Gesundheit älterer Menschen. Reihe A. Normen und technische Materialien. *Cadernos de Atença Bàsica n. 19*, Brasilia - DF, 2007.

BUDZIARECK, M. B.; DUARTE, R. R. P.; BARBOSA-SILVA, M. C. G. Reference values and determinants for handgrip strength in healthy subjects. *Klinische Ernährung*, v. 27, n. 3, S. 357-62, 2008.

CAPUTO, E. L.; COSTA, M. Z. Influence of physical activity on quality of life in postmenopausal women with osteoporosis. *Revista Brasileira de Reumatologia* (English Edition), v. 54, n. 6, Nov-Dez, S. 467-473, 2014.

CASCAES, E.A.; FALCHETTI, M.L.; GALATO D. Profil der Selbstmedikation bei älteren Teilnehmern von Seniorengruppen in einer Stadt im Süden Brasiliens. *Arquivos Catarinenses de Medicina*, v. 37, n. 1, S.63-69, 2008.

CDC - Zentren für Krankheitskontrolle und Prävention. Prävalenz von Behinderungen und damit verbundenen Gesundheitszuständen bei Erwachsenen:

Vereinigte Staaten, 1999. *MMWR,* v. 50, n. 7, S. 120-125, 2001.

COELHO, S. A. *Ansatz für osteoartikuläre Schmerzen.* In: SANTOS, F. C.; SOUZA, P. M. Força Tarefa na Dor em Idosos. Editora Moreira Jùnior, Sao Paulo, 2011. p. 5769.

COIMBRA, I. B.; et al. Brasilianischer Konsens für die Behandlung von Osteoarthritis (Arthrose). *Revista Brasileira de Reumatologia,* Sao Paulo, v. 46, n. 6, nov/dez, p. 371374, 2002.

CONCEIÇÂO, J. S.; SINHORIM, L. M. B.; MARTINS, T. B.; ARAÙJO, F. G. S. de. Physiotherapeutischer Ansatz für Patienten mit rheumatoider Arthritis: Literaturübersicht. *Arquivos de Ciências da Saùde,* Sao José do Rio Preto, v. 22, n. 1, p. 1420, jan-mar, 2015.

CONSTANTINI, A.; ALMEIDA, P.; PORTELA, B. S. Physical exercise and factors of falls in the elderly. *VOOS Revista Polidisciplinar Eletrônica da Faculdade Guairacà,* Guarapuava, v. 3, n. 2, p. 17-30, Dec, 2011.

COSTA, E. L. et al . Effects of a group exercise programme on handgrip strength in older women with low bone mass. *Arquivos Brasileiros de Endocrinologia e Metabologia,* Sao Paulo, v. 56, n. 5, p. 313-318, July 2012. Verfügbar unter <http://www.scielo.br/scielo.php?script=sci_arttext&pid=S0004-27302012000500006&lng=de&nrm=iso>. Zugriff am 09. Dez. 2015

CUNHA-MIRANDA, L.; FAUSTINO, A.; ALVES, C.; VICENTE, V.; BARBOSA, S. Assessing the magnitude of osteoarthritis disadvantage on people's lives: the MOVES study. *Revista Brasileira de Reumatologia (englische Ausgabe),* v. 55, n. 1, Jan-Feb, S. 22-30, 2015.

DAL MOLIN, V.; MYRA, R. S.; POSSEBOM, V.; VIEIRA, G.; WIBELINGER, L. Physiotherapeutische Intervention bei einem Patienten mit rheumatoider Arthritis:

eine Fallstudie. *EFDeportes.com, Revista Digital,* Buenos Aires, v. 20, n. 209, oct, 2015. Verfügbar unter: http://www.efdeportes.com/efd209/intervencao-fisioterapeutica-

arthritis-rheumatoid.htm

DIAS, J. A.; et al. Handgriffstärke: Bewertungsmethoden und Faktoren, die die Messung beeinflussen. *Revista Brasileira de Cineantropometria e Desempenho Humano,* Florianópolis, v. 12, n. 3, Juni, 2010.

DING, C.; STANNUS, O.; CICUTTINI, F.; ANTONY, B.; JONES, G. Body fat is associated with increased and lean mass with decreased knee cartilage loss in older adults: a prospective cohort study. *International Journal of Obesity,* London, v. 37, 6, S. 822-7, 2013.

DRESH, D. R.; TAUCHERT, V.; WIBELINGER, L. M. Handgrip Strength in the elderly. *EFDeportes.com, Revista Digital,* Buenos Aires, v. 19, v. 194, jul, 2014.

EBELING, P. Osteoporose bei Männern - warum Änderungen notwendig sind. IOF - International *Osteoporosis Foundation,* Schweiz, S. 5, 2014. Verfügbar unter:

http://share.iofbonehealth.org/WOD/2014/thematic-report/WOD14-Report-PT_BR.pdf

FARIAS, D. L.; et al. Handgrip strength is a predictor of upper and lower limb muscle strength performance in sedentary women. *Motricidade,* Vila Real/Portugal, v. 8, n. supl. 2, p. 624-629, 2012.

FELICE, J. C. COSTA, L. F. C. DUARTE, D. G. CHAHADE, W. H. Osteoarthritis (OA). *Revista Brasileira de Medicina,* v. 3, n. 3, S. 68-81, 2002.

FELSON, D. T.; ZHANG, Y.; ANTHONY, J. M.; NAIMARK, A.; ANDERSON, J.

J. Gewichtsverlust reduziert das Risiko für symptomatische Kniearthrose bei Frauen. Die Framingham-Studie. *Annals of Internal Medicine*, Philadelphia, v. 116, S. 535-9, 1992.

FERREIRA, O. G. L.; et al. Active Ageing and its relationship with functional independence. *Texto & Contexto Enfermagem*, Florianópolis, v. 21, n. 3, p. 513-8, jul/set, 2012a.

FERREIRA, P.; REPOLHO, M.; RIBEIRO, M. J.; SEPODES, B. Diagnosis and therapeutic approach to osteoarthritis - Review article. *Revista Portuguesa Farmacoterapia*, v. 4, S. 15-28, 2012b.

FIDELIS, L. T.; PATRIZZI, L. J.; WALSH, I. A. P. de. Influence of physical exercise on flexibility, manual muscle strength and functional mobility in the elderly. *Revita Brasileira de Geriatria e Gerontologia,* Rio de Janeiro, v. 16, n. 1, p. 109-116, mar, 2013. Verfügbar unter <http://www.scielo.br/scielo.php?script=sci_arttext&pid=S1809-98232013000100011&lng=de&nrm=iso>. abgerufen am 08. Dez. 2015.

FINATO, E.; et al. Physiotherapeutische Behandlung bei rheumatischen Erkrankungen. In: WIBELINGER, L. M. (org). *Grundlagen der Rehabilitation.* Muskuloskelettale Dysfunktionen: Prävention und Rehabilitation. Band 2, Passo Fundo: IFIBE, 2014. p. 51-72.

FRIED, L. P.; et al. Untangling the Concepts of Disability, Frailty and Comorbidity: Implications for Improved Targeting and Care. *Zeitschrift für Gerontologie: Medizinische Wissenschaften,* v. 59, n. 3, 255-263, 2004.

GALE, C. R.; et al. Griffstärke, Körperzusammensetzung und Sterblichkeit. *Internationale Zeitschrift für Epidemiologie*, Nr. 36, S. 228-235, 2007.

GERALDES, A. A.; et al. Handgrip Strength is a good predictor of functional performance in frail elderly: a multiple correlational study. *Revista Brasileira de Medicina do Esporte,* Niterói, v. 14, n. 1, Feb, 2008.

GOELDNER, I.; SKARE, T. E.; GRUND, I. T. D. M. Rheumatoide Arthritis: eine aktuelle Sichtweise. *Brazilian Journal of Pathology and Laboratory Medicine*, Rio de Janeiro, v. 47, S. 495-503, 2011.

GOLDING, D. N. *Rheumatologie in Medizin und Rehabilitation.* Sao Paulo: Atheneu, 1999.

GOTTLIEB, M. G. V.. Alterung und Langlebigkeit in Rio Grande do Sul: ein historisches, ethnisches und Morbiditäts- und Mortalitätsprofil der älteren Menschen. *Revista Brasileira de Geriatria e Gerontologia*, v.14, n.2, S. 365-380, 2011.

GUARNIERO, R. Osteoporose bei Frauen. *Revista Brasileira de Medicina*, v. 65, n. 6, p. 179-185, jun. 2008.

GUERMAZI, A.; NIU, J.; HAYASHI, D.; ROEMER, F. W.; ENGLUND, M.; NEOGI, T. et al. Prevalence of abnormalities in knees detected by MRI in adults without knee osteoarthritis: population based observational study (Framingham Osteoarthritis Study). *BMJ*, v. 345, p. e5339, 2012.

HALLBERG, L., ROSSANDER-HULTÉN, L., BRUNE M., GLEERUP, A. Calcium and iron absorption: mechanism of action and nutritional importance. *European Journal of Clinical Nutrition*, London, v.46, S.317-327, 1992.

JYLHA, M.; et al. Walking difficulty, walking speed, and age as predictors of self-rated health: The Women's Health and Aging Study. *The Journals of Gerontology Series A: Biological Sciences and Medical Sciences*, v. 56, S. 609-617, 2001.

KAUFFMAN, T. E. *Manual de Reabililaeclo Geriàtrica.* Rio de Janeiro: Guanabara Koogan, 2001.

LANE, J. M. Diagnose und Behandlung von orthopädischen Problemen, die häufig bei Frauen auftreten: Osteoporose. *American Academy of Orthopaedic Surgeons 65th Annual Meeting,* New Orleans, 1998.

LAWRENCE, R. C.; FELSON, D. T.; HELMICK, C. G. et al. Estimates of the prevalence of arthritis and other rheumatic conditions in the United States. Teil II. *Arthritis & Rheumatologie,* Malden, v. 58, S. 26-35, 2008.

LEITE, L. E. A.. Alterung, oxidativer Stress und Sarkopenie - ein systemischer Ansatz. *Revista Brasileira de Geriatria e Gerontologia,* v.15, n.2, S.365-380, 2012. LING, C. H. Y. et al. Handgriffstärke und Sterblichkeit in der ältesten Bevölkerung: die Leiden 85-plus Studie. *CMAJ,* v. 182, n. 5, p. 429-35, 2010.

LIPSCHITZ, D. A. Screening des Ernährungszustandes bei älteren Menschen. *Primare Care,* v. 21, n. 1, S. 55-67, 1994.

MAZO, G. Z.; SACOMORI, C.; KRUG, R. de R.; CARDOSO, F. L.; BENEDETTI, T. R. B. Physical fitness, physical exercise and osteoarticular diseases in the elderly. *Revista Brasileira de Atividade Fisica e Saùde,* Pelotas, v. 17, n. 4, p. 300-306, Aug, 2012.

MEIRELES, G. S.; NUNES, V. G. da S. Resistance Training for Postmenopausal Women with Osteopenia and Osteoporosis. *Saùde e Pesquisa,* Maringà, v. 5, n. 1, p. 67-74, Jan/Apr, 2012.

MENEGUIN, S.; AYRES, J. A.; BUENO, G. H. Charakterisierung von Patientenstürzen in einem auf Kardiologie spezialisierten Krankenhaus. *Revista de Enfermagem da UFSM,* Santa Maria, v. 4, n. 4, p. 784-791, Oct/Dec. 2014.

MIGUEL, R. C. C.; DIAS, R. C.; DIAS, J. M. D.; SILVA, S. L. A. de; MENICUCCI FILHO, P. R.; RIBEIRO, T. M. S. Frailty syndrome in community-dwelling elderly with osteoarthritis. *Revista Brasileira de Reumatologia,* v. 52, n. 3, p. 331-347, 2012.

MONTENEGRO, S. M. R.; SILVA, C. A. B. The effects of a physiotherapy programme as a health promoter on the functional capacity of institutionalized elderly women. *Revista Brasileira de Geriatria e Gerontologia*, Rio de Janeiro, v. 10, n. 2, p. 161-78, Aug, 2007.

MORAES, E. N. Alterungsprozess und Grundlagen für eine multidimensionale Bewertung der älteren Menschen. In: BORGES, A. P. A.; COIMBRA, A. M. C. (org). *Alterung und Gesundheit älterer Menschen.* Rio de Janeiro: Fiocruz/ENSP/EAD, 2008. p. 151-175.

MORAES, S. A.; SOARES, W. J. S.; RODRIGUES, R. A. S.; FETT, W. C. R.; FERRIOLLI, E.; PERRACINI, M. R. Dizziness in community-dwelling older adults: a population-based study. *Brazilian Journal Otorhinolaryngology,* Sao Paulo, v. 77, n. 6, S. 691-699, 2011.

MOTA, L. M. H.; CRUZ, B. A.; BRENOL, C. V.; PEREIRA, I. A.; FRONZA, L. S. R.; BERTOLO, M. B.; et al. Consensus of the Brazilian Society of Rheumatology 2011 for the diagnosis and initial evaluation of rheumatoid arthritis. *Revista Brasileira de Reumatologia*, Sao Paulo, v. 51, S. 207-19, 2011.

MURPHY, L.; SCHWARTZ, T. A.; HELMICK, C. G.; et al. Lifetime risk of symptomatic knee osteoarthritis. *Arthritis & Rheumatology*, Malden, v. 59, S. 120713, 2008.

NAVEGA, M. T.; AVEIRO, M. C.; OISHI, J. Stretching, Walking and Thigh Muscle Strengthening: a physical activity programme for women with osteoporosis. *Revista Brasileira Fisioterapia*, Sao Carlos, SP, 2003. Verfügbar unter:<http://www.rbf-bjpt.org.br/files/v7n3/v7n3a11.pdf> Abgerufen am 30. November 2015.

NEOGI, T. The epidemiology and Impact of Pain Osteoarthritis. *Osteoarthritis and Cartilage*, Oxford, v. 21, n. 9, p. 1145-1153, Sep, 2013.

NETO, J. T.; PINTARELLI, V. L.; YAMATTO, T. H. *Am Krankenbett*: Geriatrie und Gerontologie in der Krankenhauspraxis. Manole: Sao Paulo, 2007.

NEWMAN, A. B.; et al. Strength, but not muscle mass, is associated with mortality in the health, aging and body composition study cohort. *Journals of Gerontoly Series A: Biological Sciences Medical Sciences,* v. 61, n. 1, S. 72-77, 2006.

NIU, J.; ZHANG, Y. Q.; TORNER, J.; et al. Is obesity a risk factor for progressive radiographic knee osteoarthritis? *Arthritis & Rheumatology*, Malden, V. 61, S. 32935, 2009.

NORMAN, K. et al. Handgriffstärke: Ergebnisvorhersage und Marker für den Ernährungszustand. *Klinische Ernährung*, V. 30, S. 135 - 142, 2011.

NOVAES, R. D.; MIRANDA, A. S. de; SILVA, J. de O.; TAVARES, B. V. F.; DOURADO, V. Z. Reference equations for predicting handgrip strength in middle-aged and elderly Brazilians. *Fisioterapia e Pesquisa,* Sao Paulo, v. 16, n. 3, p. 217-22, jul./set. 2009.

OCARINO, N. de M.; SERAKIDES, R. Effect of physical activity on normal bone and on the prevention and treatment of osteoporosis. *Revista Brasileira de Medicina do Esporte*, v. 12, n. 3, Mai/Jun, 2006. Verfügbar unter:

<http://www.scielo.br/pdf/rbme/v12n3/v12n3a11.pdf> Zugriff am 10. Dezember 2015.

PANCOTTE, J.; DORING, M.; WIBELINGER, L. M. Handgrip Strength in the elderly. In: SCORTEGAGNA, S. A.; DE MARCHI, A. C. B.; COLUSSI, E. L. *Envelhecimento Humano*: Integralidade e Interdisciplinaridade. Passo Fundo: Berthier, 2014. p. 159-168.

PEREIRA, G. N. Die *Kraft der oberen Gliedmaßen als Prädiktor für die Funktion der Atemmuskulatur bei Menschen im hohen Alter.* 135f. 2015. Dissertation (Doktorat in medizinischer Gerontologie), Päpstliche Katholische Universität von Rio Grande do Sul, Porto Alegre/RS, 2015.

PINTO, C. Z. da S.; ALPENDRE, F. T.; STIER, C. J. N.; MAZIERO, E. C. S.; ALENCAR, P. G. C. de; CRUZ, E. D. de A. Characterisation of hip and knee arthroplasties and factors associated with infection. *Revista Brasileira de Ortopedia (English Edition)*, v. 50, n. 6, Nov/Dez, S. 694-699, 2015.

PRIETO-ALHAMBRA, D.; JUDGE, A.; JAVAID, M. K.; COOPER, C.; DIEZ-PEREZ, A.; ARDEN, N. K. Inzidenz und Risikofaktoren für klinisch diagnostizierte Knie-, Hüft- und Handarthrose: Einflüsse von Alter, Geschlecht und Osteoarthritis, die andere Gelenke betrifft. *Annals of Rheumatic Diseases*, v. 73, n. 9, p. 1659-64, Sep, 2014.

RANTANEN, T. et al. Handgriffstärke und ursachenspezifische und Gesamtsterblichkeit bei älteren behinderten Frauen: Untersuchung des Mechanismus. *Journal of the American Geriatrics Society*, V. 51, S. 636-41, 2003.

RANTANEN, T. et al. Midlife Hand Grip Strength as a Predictor of Old Age Disability. *JAMA Network*, v. 281, n. 6, S. 558-560, 1999.

REBELLO, E. S. de O.; PINTO, L. de O. The effectiveness of physical exercise in the treatment of osteoporosis in women. *Revista Brasileira de Nutrieclo Esportiva*, Sao Paulo, v. 5, n. 30, S. 464-473, Nov/Dez, 2011.

REIS FILHO, A. D.; VIEIRA JUNIOR, R. C.; VOLTARELLI, F. A. Evaluation of resistance training of wrist flexion and extension on handgrip strength in middle-aged and older women. *Revista Brasileira de Ciência e Movimento*, v. 22, n. 1, p. 87-95, 2014.

REJAILI, W. A.; CHUEIRE, A. G.; CORDEIRO, J. A.; PETEAN, F. C.; FILHO, G.

C. Evaluation of the use of Hylano GF-20 in the postoperative period of knee arthroscopy due to arthrosis. *Acta Ortopèdica Brasileira*, Sao Paulo, v. 13, n. 1, p. 20-3, 2005.

RODRIGUES, A. J.; CAMARGO, R. S. de. Physiotherapy treatment in knee osteoarthritis: literature review. *Cadernos da Escola de Saùde,* Curitiba, v. 2, n. 14, p. 101-114, 2015.

SANGOLE, A. P.; LEVIN, M. F. Arches of the hand in reach to grasp. *Zeitschrift für Biomechanik*, v. 41, n. 4, S. 829-837, 2008.

SANTOS, E. A. *Biomedizinisches Dynamometer für die funktionelle Bewertung der Hand.* 104f. 2009. Dissertation (Master in Elektrotechnik), Universidade Estadual Paulista, Faculdade de Engenharia, Ilha Solteira/SP, 2009.

SANTOS, F. C.; BERSANI, A. L. F.; MORAES, N. S. de. Gelenkerkrankungen bei älteren Menschen. RBM: *Revista Brasileira de Medicina*, Sao Paulo, v. 70, n. 12, dec. 2013.

SANTOS, N. G. B.; FIGUEIREDO NETO E. M; ARÊAS, G. P. T.; ARÊAS, F. Z. S.; LEITE, H. R.; FERREIRA, M. A. C. et al. Funktionelle Kapazität und Lebensqualität bei älteren Menschen mit Osteoarthritis in der Gemeinde Caori (AM). *Revista Pesquisa em Fisioterapia*, v. 2, p. 107-20, 2012.

SEBASTIÂO, E.; CHRISTOFOLETTI, G.; GOBBI, S. et al. Physical activity and chronic diseases in the elderly of Rio Claro-SP. *Motriz*, v. 14, n. 4, S. 381-88, 2008.

SEDA, H.; SEDA, A. C. Osteoarthritis. *Brasilianische Gesellschaft für Rheumatologie*, Sao Paulo, Apr, 2006. Verfügbar unter: http://www.reumatologia.com.br/orient 09.htm SIDDIQUI, M. M.; YEO, S. J.; SIVAIAH, P.; CHIA, S. L.; CHIN, P. L.; LO, N. N. Function and quality of life in patients with recurvatum deformity after primary total knee arthroplasty: a review of our joint registry. *The Journal of Arthroplasty*, v. 27, n. 6, p. 1106-1110, 2012.

SILVA, M. P. da; BARROS, C. A. M. de. Benefits of a functional exercise programme in the treatment of knee osteoarthritis. *Saùde*, Batatais, v. 1, n. 1, p. 2342, June, 2012.

SILVA, N. A.; MONTANDON, A. C. O. S.; CABRAL, M. V. S. P. Peripheral degenerative osteoarticular diseases. *Einstein*, Sao Paulo, v. 6, supl. 1, S21-S8, 2008.

SKARE, T. L. *Rheumatologie - Grundsätze und Praxis*. Rio de Janeiro: Guanabara, 1999.

BRASILIANISCHE GESELLSCHAFT FÜR RHEUMATOLOGIE. Rheumatoide Arthritis. Broschüre für Patienten. *Komitee für rheumatoide Arthritis der Brasilianischen Gesellschaft für Rheumatologie,* Sao Paulo, 2011a. Verfügbar unter:

http://www.reumatologia.com.br/PDFs/Cartilha_artriteReumatoide.pdf   Abgerufen am 01. Dezember 2015.

BRASILIANISCHE GESELLSCHAFT FÜR RHEUMATOLOGIE. Osteoporose. Broschüre für Patienten. *Kommission für Osteometabolische Erkrankungen und Osteoporose*, Sao Paulo, 2011b. Verfügbar unter:

http://www.reumatologia.com.br/PDFs/Cartilha%20osteoporose.pdf Abgerufen am 26. März 2015.

SOUZA, A. Z.; LAAT, E. F. Osteoarthritis: Typologie und Behandlung. *EFDeportes.com, Revista Digital,* Buenos Aires, v. 16, n. 156, Mai, 2011. Verfügbar unter: http://www.efdeportes.com/efd156/osteoartrite-tipologia-e-tratamento.htm. Abgerufen am: 19. Januar 2015.

SPECTOR, T. D.; NANDRA, D.; HART, D. J. et al. Is hormone replacement protective for hand and knee osteoarthritis in women? Die Chingford-Studie. *Annals of Rheumatic Diseases*, London, v. 56, n. 7, S. 432-34, 1997.

SPIRDUSO, W. W. *Physikalische Dimensionen des Alterns*. Barueri, SP: Manole, 2005.

SRIKANTH, V. K.; FRYER, J. L.; ZHAI, G. et al. A meta-analysis of sex differences prevalence, incidence and severity of osteoarthritis. *Osteoarthritis and Cartilage*, Oxford, v. 13, n. 9, p.769-81, 2005.

TAEKEMA, D. G. et al. Handgriffstärke als Prädiktor für die funktionelle, psychologische und soziale Gesundheit. Eine prospektive bevölkerungsbasierte Studie unter älteren Menschen. *Age Ageing*, v. 39, n. 3, p. 331-7, 2010.

TINETTI, M.; KUMAR, C. The patient who falls - "It's Always a Trade-off". *JAMA - The Journal of the American Medical Association*, v. 303, n. 3, S. 258-266, 2010.

VALE, R. G. S. *Auswirkungen von Kraft- und Beweglichkeitstraining auf die Autonomie und Lebensqualität älterer Frauen*. 232 fls. 2004. Dissertation (Master-Abschluss in Bewegungswissenschaften), Universität Castelo Branco, Rio de Janeiro, 2004.

VIVAN, A.S.; ARGIMOM, I. I. L.. Bewältigungsstrategien, funktionelle Schwierigkeiten und damit verbundene Faktoren bei älteren Menschen in Heimen. *Cadernos de Saùblica*, v. 25, n. 2, S. 436-444, 2009.

VLIET VLIELAND, T. P. Rehabilitation von Menschen mit rheumatoider Arthritis. *Best Practice & Research Clinical Rheumatology*, v. 17, n. 5, S. 847-861, 2003.

WER - WELTGESUNDHEITSORGANISATION. Chronische Krankheiten und Gesundheitsförderung - Chronische rheumatische Erkrankungen. 2016. Verfügbar unter: http://www.who.int/mediacentre/factsheets/fs355/en/#

WER - WELTGESUNDHEITSORGANISATION. Internationale Klassifikation der Beeinträchtigung, Behinderung und Invalidität: Ein Handbuch zur Klassifikation der Folgen von Krankheiten. Genf: Weltgesundheitsorganisation, 1980.

WER - WELTGESUNDHEITSORGANISATION. Nichtübertragbare Krankheiten (NCD). 2015. Verfügbar unter: http://www.who.int/mediacentre/factsheets/fs355/en/# WIBELINGER, L. M. Rheumatoide Arthritis. In: _____(org.) *Physiotherapie in Rheumatologie*. 1. Auflage. Rio de Janeiro: Revinter, 2009. S. 39-60.

WIBELINGER, L. M.; BATISTA, J. S. Osteoarthritis. In: WIBELINGER, L. M. (org.). *Physiotherapy in Geriatrics*. 1. ed. Rio de Janeiro: Revinter, 2015. p. 131-147.

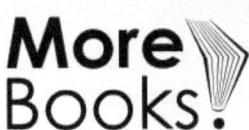
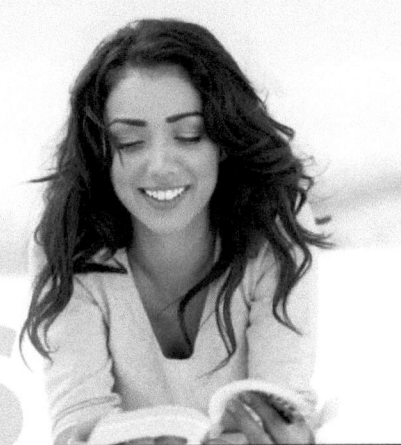

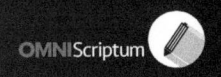

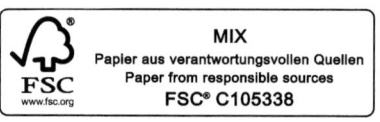